I0070492

1879

# NOUVEAU PROCÉDÉ DE CONTENTION

### DES

# TIGES INTRA-UTÉRINES

PAR

## R. LEFOUR

Professeur agrégé a la Faculté de Médecine de Bordeaux,
Chirurgien de la Maternité.

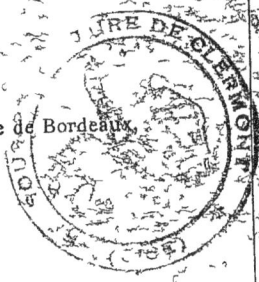

Extrait des *Bulletins et Mémoires de la Société Obstétricale et Gynécologique de Paris*

MAI 1891

CLERMONT (OISE)

IMPRIMERIE DAIX FRERES

3, PLACE SAINT-ANDRÉ, 3

1891

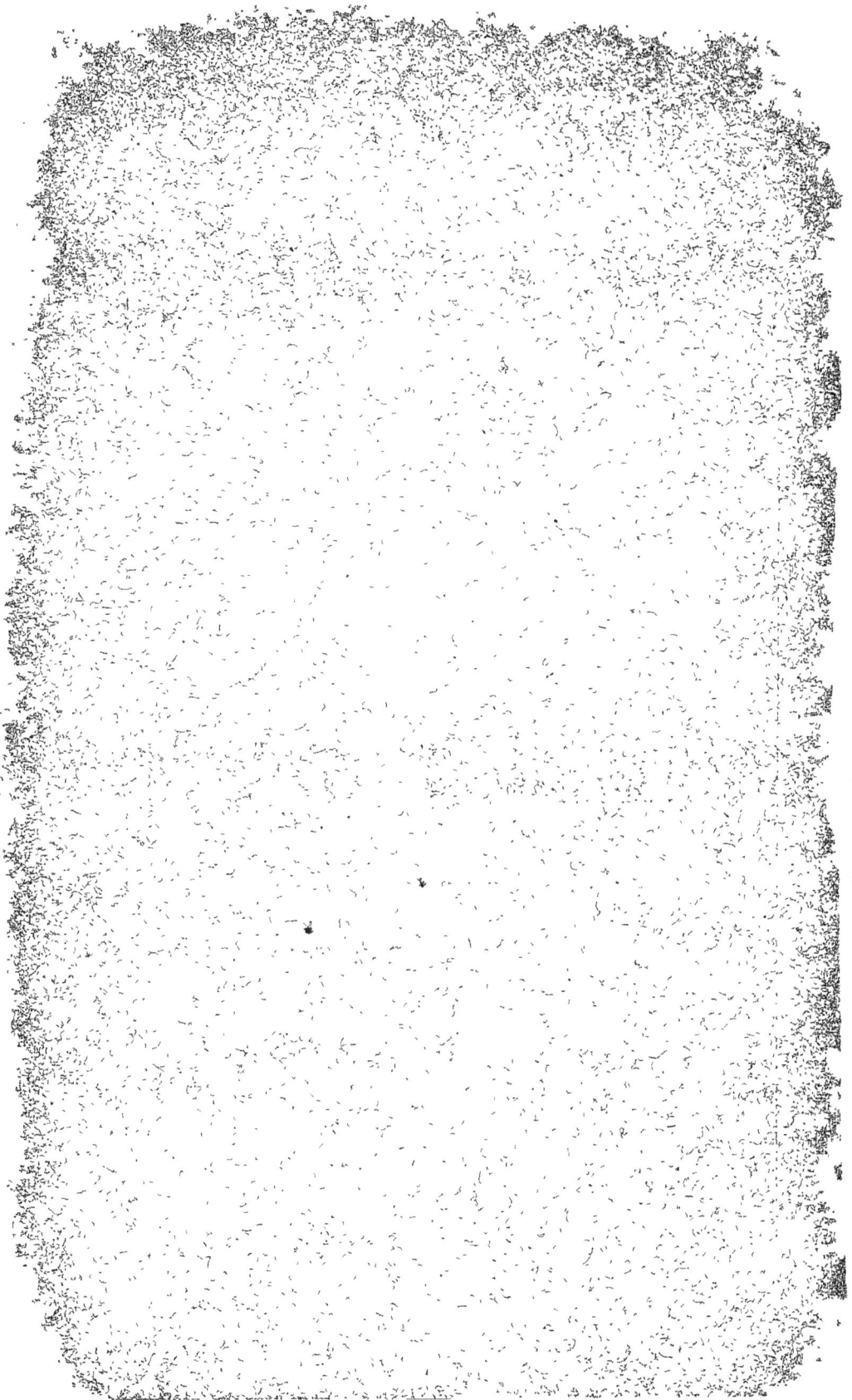

# NOUVEAU PROCÉDÉ DE CONTENTION

DES

# TIGES INTRA-UTÉRINES

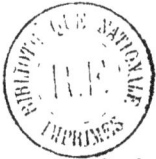

PAR

## R. LEFOUR

Professeur agrégé à la Faculté de Médecine de Bordeaux,
Chirurgien de la Maternité.

Extrait des *Bulletins et Mémoires de la Société Obstétricale et Gynécologique de Paris*

MAI 1891

CLERMONT (OISE)

IMPRIMERIE DAIX FRÈRES

3, PLACE SAINT-ANDRÉ, 3

—

1891

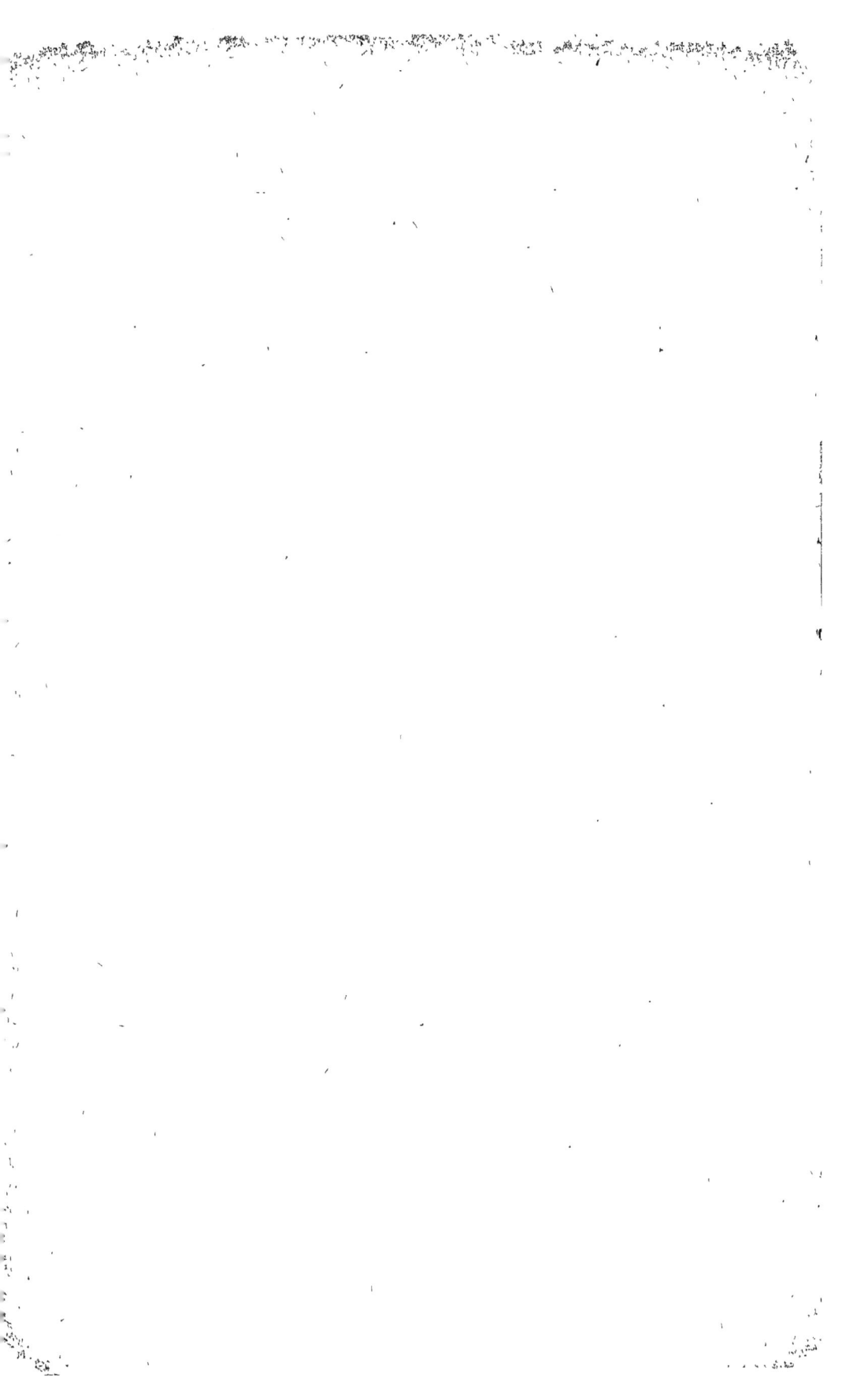

# NOUVEAU PROCÉDÉ DE CONTENTION

DES

# TIGES INTRA-UTÉRINES

Les tiges intra-utérines dont Simpson, en Angleterre, et Valleix en France se sont faits les ardents défenseurs, ont subi, depuis leur introduction dans la thérapeutique gynécologique, des fortunes diverses et si, aujourd'hui, elles jouissent encore à l'étranger d'une certaine faveur, elles ne sont employées chez nous qu'à titre tout à fait exceptionnel. C'est que si, autrefois, dans nombre de faits, leur emploi a été suivi de succès avérés, on a eu fréquemment aussi à enregistrer des accidents de la plus haute gravité et même des cas de mort. Mais les gynécologues d'alors n'avaient pas encore à leur service les précieuses ressources de l'antisepsie et, en outre, ils demandaient aux tiges intra-utérines beaucoup plus qu'elles ne pouvaient donner. C'est ainsi que Walleix, pour les appliquer au traitement des flexions et des versions, eut la malencontreuse idée de les fixer à l'extérieur, en leur donnant un point d'appui sur les pubis et imagina, pour réaliser cette idée, une machine capable de tous les méfaits.

La tige intra-utérine ne doit avoir d'autre rôle, comme le fait justement remarquer Schultze, que de faire disparaître l'angle qui, dans les flexions utérines, existe au niveau de l'isthme et de rétablir ainsi, dans toute son intégrité, le canal cervico-utérin. Ce résultat obtenu, la dysménorrhée, l'endométrite et la stérilité, cortège habituel des flexions utérines, disparaissent à leur tour. « Pour moi, dit Mundé, j'ai la conviction que les tiges peuvent rendre, en beaucoup de circonstances, de grands services, surtout dans les cas d'antéflexion..... La cure de la dysménorrhée, dépendant de la sténose du canal utérin n'est pas rare après l'emploi d'une tige...... et, quelque étrange que soit le fait, il y a eu des conceptions, malgré la présence d'une tige dans l'utérus, et, dans la plupart de ces cas, la grossesse est arrivée à terme. Winckel,

Olshausen, Goodell et d'autres en ont rapporté des exemples, douze à quinze en tout, si je ne me trompe (1). »

Pour être inoffensives et efficaces, dans les limites que nous venons d'indiquer, les tiges intra-utérines, fixées et maintenues en place, sous le couvert de l'asepsie et de l'antisepsie les plus rigoureuses, ne doivent gêner en rien la matrice dans les mouvements physiologiques dont elle est le siège à tout instant, et ne léser, en aucune façon, la muqueuse corporelle avec laquelle leur extrémité supérieure est en contact permanent.

Dans ces conditions, le moyen de fixation des tiges a une importance de premier ordre et il me semble périlleux de le chercher en dehors de la matrice elle-même, ainsi que l'ont fait Gaillard Thomas et Kinloch. C'est, assurément, sous l'empire des mêmes préoccupations que Kiwisch, Peaslee, Chambers et Wright ont imaginé leurs tiges métalliques à branches divergentes, et Fehling son

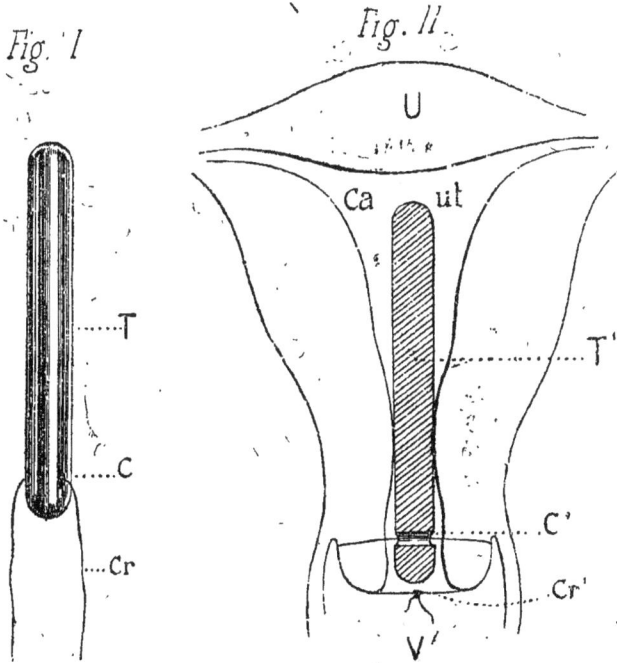

*Fig. I*      *Fig. II*

tube de verre fenêtré. Mais ces derniers appareils prennent un point d'appui trop direct et trop exclusif sur la muqueuse utérine,

(1) Mundé, Traité de petite chirurgie gynécologique (Trad. Lauwers). Chez Manceaux, Bruxelles, 1890, p. 446 et 447.

pour n'être pas dangereux ; ils ne sauraient donc être recommandés.

Le modèle de tige (1) que j'ai choisi et le procédé de contention auquel j'ai recours ne me paraissent passibles d'aucun de ces reproches. En voici la description sommaire que les figures ci-dessous rendront d'ailleurs très intelligible.

La tige (fig. 1 et 2) T et T' consiste en un cylindre d'aluminium plein de 5 millimètres de diamètre. Elle présente à sa surface, et dans le sens de sa longueur, qui doit toujours être inférieure de 5 millimètres à la hauteur totale du canal cervico-utérin, quatre cannelures opposées deux à deux, cannelures destinées à assurer l'écoulement du sang menstruel et des produits de sécrétion de l'organe. Ses deux extrémités sont mousses, et, à 5 millimètres de l'une d'elles, se trouve un petit canal transversal qui est marqué des lettres C, et C' dans les figures 1 et 2.

Cette tige stérilisée à l'étuve sera maintenue, de la façon suivante, dans l'utérus préalablement assoupli par la dilatation à la laminaire et soigneusement désinfecté.

Le périnée déprimé, les parois vaginales écartées et la matrice abaissée, on monte, sur un porte-aiguille, une fine aiguille courbe ayant un chas assez grand pour recevoir un fort crin de Florence. On fait alors pénétrer l'aiguille, de dehors en dedans et à 5 millimètres environ de l'orifice externe, dans la commissure gauche du col, puis on l'engage dans le canal C de la tige et enfin on lui fait traverser de dedans en dehors la commissure cervicale opposée. L'un des chefs du crin de Florence pend alors dans le cul-de-sac latéral gauche et l'autre dans le cul-de-sac latéral droit ; il n'y a plus qu'à les nouer solidement au devant de l'orifice externe, pour que la tige soit définitivement suspendue. Elle oscillera désormais autour du crin intra-cervical comme axe, et suivra docilement l'utérus dans ses moindres mouvements.

J'ai déjà eu l'occasion de placer cinq de ces tiges de la manière que je viens de dire : deux, pour atrésies consécutives à l'application d'un crayon de chlorure de zinc ; trois, pour des antéflexions. Dans tous les cas, ainsi qu'on en jugera par la lecture des observations annexées à ce court exposé, les résultats ont été les plus satisfaisants. J'ajoute que mon excellent maître et ami, le professeur Lanelongue (de Bordeaux), qui a bien voulu suivre mon exemple, n'a eu, jusqu'ici, qu'à s'en féliciter.

_____

(1) Les tiges se trouvent à Paris, chez Mathieu, et à Bordeaux, chez Gendron, fabricants d'instruments de chirurgie.

## OBSERVATION I

*Endométrite; crayon de chlorure de zinc; atrésie du canal cervico-utérin. Cathétérisme forcé; tige métallique intra-utérine; guérison.*

Mme C., 27 ans, sans profession, accouche pour la première fois, le 7 avril 1886, dans des conditions physiologiques. Au quatrième jour des suites-de couches, elle est prise de frisson, de fièvre et de douleur au ventre, tous accidents qui, au bout de trois jours, cèdent spontanément. Elle se lève prématurément, perdant encore du sang en assez grande abondance.

Quoique nourrice, elle perd régulièrement du sang trois fois en deux mois. Dans l'intervalle des époques, son linge est constamment souillé par un écoulement plutôt jaune que blanc et très irritant. En même temps, elle accuse au niveau des reins et dans le ventre des douleurs de plus en plus vives qui s'exaspèrent par la station debout et par la marche.

Elle consulte un médecin qui lui conseille des bains de siège, des injections chaudes et des tampons vaginaux enduits d'une pommade. Sous l'influence de ce traitement et du repos, elle aurait obtenu du soulagement, mais un soulagement passager. Elle resta ainsi pendant de longs mois avec des alternatives de mieux et de pis, quand, le 23 septembre 1889, elle se décida à entrer dans un service de chirurgie de l'hôpital Saint-André.

Là, on porta le diagnostic d'endométrite et aussitôt on introduisit dans l'utérus un crayon de chlorure de zinc. Je passe sur les suites immédiates de ce mode d'intervention qui se ressemblent à peu près toutes. La malade, censée guérie, quittait l'hôpital le 7 octobre suivant.

Point de règles en octobre, mais l'époque probable de leur apparition est signalée par des coliques utérines assez pénibles. La malade vient porter ses doléances à l'hôpital où elle subit quelques tentatives de cathétérisme absolument infructueuses, puis elle rentre chez elle.

Les règles continuent à manquer les mois suivants et sont remplacées par des douleurs tellement atroces que la patiente se roule à terre et pousse des cris déchirants. Rien ne la soulage. Aussi, en avril 1890, consent-elle à une nouvelle tentative de cathétérisme qui eut d'ailleurs tout aussi peu de succès que les précédentes.

Le 7 juin, elle prend conseil d'un de nos jeunes et distingués

confrères, ancien chef de clinique chirurgicale, qui essaie, inutile-
ment de franchir l'obstacle et qui agite la question de la castration.

M<sup>me</sup> C. vient me consulter le 2 juillet 1890. Je reconstitue son
histoire et, à l'examen direct, je constate tout d'abord que la por-
tion vaginale du col a été dévorée par le chlorure de zinc. Cette
partie de l'utérus n'est plus représentée, au fond du vagin, que
par un tout petit moignon au centre duquel existe une dépresion
de 3 à 4 millimètres de profondeur. Les culs-de sac sont absolument libres et indolores ; la matrice, mobile en tout sens, n'est pas
sensible à l'exploration bi-manuelle. Sans être notablement aug-
mentées de volume, les trompes sont perceptibles, mais n'accu-
sent aucune douleur.

Je me décide à intervenir immédiatement. Lavage vaginal avec
la liqueur de Van Swieten ; pince fixatrice de Duplay et hystéromètre flambés et plongés dans l'éther iodoformé.

La pince fixatrice est placée sur ce qui représente la lèvre postérieure du col. J'abaisse alors l'utérus et je le couche, pour ainsi
dire, tout entier, sur le bord radial de mon indicateur gauche
introduit dans le vagin, tandis que mes trois derniers doigts se
ferment sur la pince. De cette façon, j'immobilise l'organe et j'ai
constamment la notion exacte de la direction de son axe. Ma
main droite armée de l'hystéromètre en présente l'extrémité à la
petite dépression signalée plus haut et la pousse doucement et
toniquement vers le fond de la matrice, en s'efforçant de rester
dans l'axe. Je sens que l'instrument pénètre peu à peu et, tout à
coup, j'ai la sensation d'une résistance vaincue ; je suis dans ce qui
reste de l'ancienne cavité utérine. Le retrait de l'hystéromètre
est suivi de l'expulsion de quelques grammes d'un sang noir et
épais. Nouveau lavage vaginal à la liqueur de Van Swieten.

Il importait de dilater le canal artificiel que je venais de créer
et, séance tenante, j'introduisis dans le trajet une tige de laminaire correspondant au n° 9, de la filière Charrière. Retirée le lendemain, cette tige présentait un étranglement de deux centimètres
et demi représentant la longueur de l'atrésie. Le lendemain,
je lui substitue une tige n° 17 qui est remplacée, à son tour, le
surlendemain, par une tige n° 21. Je crus alors pouvoir assurer
la dilatation ainsi obtenue par l'application quotidienne, jusqu'au
12 juillet, d'un crayon d'iodoforme.

Le 14, j'examine la malade et j'éprouve une véritable difficulté
à faire pénétrer l'hystéromètre à travers le canal cervico-utérin.
C'est alors que je songeai à faire de la dilatation permanente à
l'aide d'une tige métallique fixée par le procédé que je viens d'in-

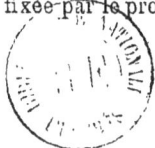

diquer, tige que je destinais à la malade qui fait l'objet de ma troisième observation. Je recommence aussitôt la dilatation et la tige métallique est mise en place.

Les règles reviennent le 4 août sans douleur, mais peu abondantes. La malade reprend ses occupations et fait même un petit voyage, sans éprouver aucune souffrance.

Epoques menstruelles normales les 1er et 29 septembre. Le 21 octobre, j'enlève la tige. Règles le 27 octobre et le 26 novembre.

J'ai revu récemment M<sup>me</sup> C. Elle est toujours bien réglée et ne se plaint absolument de rien.

Je ne paraphraserai point cette observation, car je crois inutile de rééditer toutes les critiques si méritées qui ont été dirigées contre les flèches de pâte de Canquoin. Je ferai simplement remarquer que ma malade était exposée à subir la castration, ainsi que cela a été fait depuis pour des cas semblables, si je n'avais eu recours au cathétérisme pratiqué de la façon que j'ai indiquée.

## OBSERVATION II

*Endométrite; crayon de chlorure de zinc; atrésie du canal cervico-utérin. Cathétérisme forcé; tige métallique intra-utérine; guérison.*

Mme R., 24 ans, sans profession, a été réglée à onze ans et demi pour la première fois. Époques toujours régulières, mais douloureuses et accompagnées de violentes migraines.

Mariée au mois de mars 1888, elle devient enceinte quelque temps après et entre en travail le 2 septembre 1889. Exténuée par dix-huit heures de souffrances, elle supplie qu'on la délivre. Appelée auprès d'elle, je termine l'accouchement par une application de forceps dans l'excavation, la tête étant à O I G A. Je fais la délivrance moi-même pour ne rien laisser à l'aventure et, avant de me retirer, je recommande à la sage-femme d'avoir recours aux précautions antiseptiques que j'avais prises devant elle.

De nouveau maîtresse de sa cliente, la sage-femme s'empresse de repousser, comme inutiles, les prescriptions que j'avais faites ; elle autorise un premier lever, le 13 septembre et une première sortie, le 26.

Retour de couches, le 5 novembre, dans les conditions habituelles.

Le 5 décembre, règles normales. Le 20 du même mois, apparition de douleurs abdominales extrêmement violentes qui affectent un caractère intermittent et s'accompagnent d'une fièvre intense : le mot hématocèle est prononcé par le médecin ordinaire de M^me R. Quoi qu'il en soit, on met sur le ventre trois vésicatoires en six jours et on donne du sulfate de quinine.

Le 11 janvier, un autre médecin est appelé à donner des soins à Mme R. Il diagnostique une salpingo-ovarite gauche et prescrit des lavages vaginaux à l'eau très chaude et de l'antipyrine. Les douleurs se calment. Les pertes blanches qui n'ont jamais cessé depuis l'accouchement, sont plus abondantes que jamais.

Dans les premiers jours de mars, le toucher vaginal permet au médecin d'affirmer la guérison et M^me R. est autorisée à se lever. Quarante-huit heures s'étaient à peine écoulées que les douleurs réapparaissaient dans le côté gauche du ventre. Nouvelle exploration vaginale. Diagnostic : inflammation des annexes.

Le 15 mars, l'examen au spéculum révèle l'existence d'une endométrite qu'on se décide à traiter par l'application d'un crayon de chlorure de zinc.

L'introduction du crayon est suivie de l'explosion de nouvelles douleurs qui ne se calment qu'après l'expulsion de la muqueuse mortifiée.

A partir de ce moment, les règles sont supprimées et remplacées par des coliques, chaque mois plus douloureuses, contre lesquelles on épuise toutes les ressources de l'analgésie et de la narcose.

Un accoucheur, consulté en octobre, affirme une grossesse de trois mois et demi.

Le médecin traitant songe alors à une atrésie du col qu'il essaie, mais en vain, de franchir avec le cathéter. Ayant eu connaissance du fait relaté dans l'observation précédente, il me pria de voir sa cliente et de lui prêter mon concours. La malade étant très pusillanime, il est convenu qu'on ne lui dira rien de ce qu'on va lui faire.

Le 17 novembre, je pratique, sous le chloroforme, le cathétérisme forcé, en prenant les mêmes précautions et en suivant le même manuel opératoire que pour Mme C. Après avoir franchi l'obstacle, je place une tige laminaire n° 9 qui, après avoir été enlevée, présente un étranglement d'un centimètre et demi. Les tiges 17 et 21 sont placées le lendemain et le surlendemain par mon confrère.

Le troisième jour, Mme R. est de nouveau anesthésiée et je fixe dans l'utérus une tige métallique.

Lavages vaginaux matin et soir avec la liqueur de Van Swieten dédoublée. Tampons de gaze iodoformée à l'orifice vaginal.

Les règles reviennent le 2 décembre, sans la moindre souffrance.

Elles se montrent de nouveau le 29 décembre et, depuis lors, la régularité a été parfaite.

Mme R. n'a su les détails de l'intervention à laquelle nous avions eu recours, que dans les premiers jours du mois de mars, époque à laquelle je lui ai enlevé la tige qu'elle portait, sans en éprouver le moindre inconvénient, depuis plus de quatre mois.

## OBSERVATION III

*Antéflexion et endométrite concomitante. Curage et tige métallique intra-utérine ; guérison.*

Mme de L., 25 ans, d'une constitution plus que lymphatique, a eu une enfance des plus maladives. Réglée à 13 ans, pour la première fois. Depuis, l'écoulement menstruel a toujours été accompagné de douleurs plus ou moins vives et suivi de pertes blanches assez abondantes.

Au mois de janvier 1885, un an après son mariage qui est resté stérile, Mme de L. fût prise, au moment de son époque, d'une hémorrhagie profuse qui se continua, avec quelques rémissions, pendant les mois de février et mars. En même temps, elle aurait ressenti de vives douleurs à la région hypogastrique. Sous l'influence d'un traitement approprié, l'écoulement menstruel reprit une allure régulière, mais resta toujours douloureux. Le médecin qui soignait Mme de L. et qui avait reconnu chez elle l'existence d'une antéflexion lui fit faire l'essai d'un pessaire de Gariel. Cet appareil ne put être toléré et fut bientôt remplacé, sans plus de succès, par un anneau de Dumontpallier.

Consulté au mois de mai 1889, je constate que l'utérus, peu volumineux, est antéfléchi et douloureux. Le col, dont la lèvre inférieure semble érodée, laisse échapper une grande quantité de liquide muco-purulent. A noter, en outre, une dysurie des plus pénibles. Je conclus, à mon tour, à l'existence d'une antéflexion avec endométrite. Mais s'agissait-il de l'endométrite compagne ordinaire des flexions utérines, ou bien, fallait-il faire entrer en ligne de compte une fausse couche méconnue, qui se serait produite au mois de janvier 1885 ? C'est là un point sur lequel je n'ai pu faire complètement la lumière. Cependant, la malade affirme n'avoir jamais présenté le moindre signe de grossesse. Quant au mari, il nie tout antécédent blennorrhagique. Je proposai le curage contre l'endométrite et la dilatation permanente du canal cervico-utérin à l'aide de crayons d'iodoforme contre l'antéflexion.

Le 3 juin 1889, j'introduis dans le col une tige de laminaire n° 9 de la filière Charrière, rendue aseptique par une immersion prolongée dans l'éther iodoformé à saturation. Les souffrances déterminées par le gonflement de cette première tige furent si intenses, que je fus obligé, pour les calmer, d'avoir recours aux injections sous-cutanées de morphine.

Le 9 juin, je remplace la tige n° 9 par une tige n° 13. Mais, au bout de trois heures, les douleurs sont telles que la patiente se révolte, refusant les injections de morphine et réclamant à grands cris, qu'on lui enlève la tige dilatatrice. Je dus céder.

Le mari qui avait le plus grand désir de voir la santé de sa femme s'améliorer et qui comptait beaucoup sur les moyens que je me proposais de mettre en œuvre, me demanda alors s'il n'était pas possible de rendre la dilatation moins pénible « en endormant la partie ». Cette idée « d'endormir la partie » me fit songer à imprégner de cocaïne les tiges de laminaire. A cet effet, je prescrivis une solution d'après la formule suivante :

| | |
|---|---|
| Ether sulfurique................ | 85 grammes |
| Iodoforme...................... | 10 grammes |
| Cocaïne *pure*.... ........... | 5 grammes |

et j'y laissai séjourner pendant huit jours les laminaires que je devais employer.

Le 17 juin, je recommençai la dilatation et je pus introduire successivement des tiges numéros 9, 13, 17 et 21, sans que la malade éprouvât de véritables souffrances (1).

Le 21, curage suivi d'une cautérisation avec de la glycérine créosotée au tiers. Puis, pendant trois semaines, application quotidienne d'un crayon d'iodoforme maintenu en place à l'aide d'un tampon de gaze iodoformée.

Sous l'influence de ce traitement, la situation s'améliora sensiblement. L'utérus est à peine douloureux et ne sécrète plus que du mucus absolument transparent. Mais les règles s'accompagnent encore de douleurs assez vives.

Malgré tout, Mme de L. se trouvait très satisfaite de son état, quand, au mois de mars 1890, elle fut prise d'accidents inflamma-

---

(1) Depuis, j'ai fait préparer par M. Gendron, fabricant d'instruments de chirurgie à Bordeaux, des tiges de laminaire de diverses grosseurs qui, après avoir été imprégnées d'iodoforme et de cocaïne par immersion prolongée dans la solution ci-dessus, sont enfermées dans des tubes de verre stérilisés. Ces tiges sont couramment employées à Bordeaux et dans la région par tous les praticiens qui s'occupent de gynécologie.

toires aigus, ayant pour siège l'utérus et la vessie. Ma cliente était alors en villégiature dans une petite localité d'un département limitrophe où elle reçut d'un de mes élèves, ancien interne distingué des hôpitaux de Bordeaux, les soins les plus éclairés.

De retour à Bordeaux, Mme de L. vint de nouveau réclamer mes soins. Elle savait que j'avais l'intention de lui mettre une tige à demeure dans l'utérus et elle était disposée à tout accepter plutôt que de souffrir, comme elle l'avait fait pendant plusieurs mois.

Le 25 novembre 1890, après quatre jours de dilatation à peu près indolore, je fais, sous le chloroforme, un curage suivi de cautérisation à la créosote et je suspends, dans l'utérus, une de mes tiges d'aluminium.

Le 2 décembre, les règles s'établissent, sans que la malade s'en aperçoive ; c'était la première fois de sa vie.

Le 31 décembre, nouvelle époque sans douleur.

Mme de L., que j'ai revue, il y a huit jours à peine, ne souffre plus. Elle porte encore sa tige et refuse de s'en séparer.

Cette observation me semble démontrer, d'une façon irrécusable, l'efficacité de la tige intra-utérine et son innocuité absolue. Je signalerai incidemment les avantages de la cocaïne ajoutée à titre d'analgésique dans la solution d'éther iodoformée, et que je crois être le premier à avoir utilisés. Si je prescris la cocaïne *pure*, c'est que les sels de cocaïne ont un pouvoir analgésiant moindre que celui de l'alcaloïde, employé en dehors de toute combinaison chimique.

## OBSERVATION IV

*Antéflexion et endométrite concomitante. — Curage et tige métallique intra-utérine; guérison.*

Mme A., âgée de 26 ans aujourd'hui, a eu ses premières règles, après les plus vives souffrances. Depuis ce moment, jusqu'à l'époque de son mariage, l'écoulement menstruel s'est montré, chaque fois, avec quelques jours de retard et a été constamment accompagné de douleurs plus ou moins vives, à la région hypogastrique et surtout au niveau des reins. Avec cela, dysurie des plus fatigantes et troubles nerveux variés.

Six mois après son mariage qui se fit en 1883, Mme A., voyant ses douleurs augmenter et désespérant de devenir mère, profita de son séjour à New-York, pour consulter Gaillard Thomas qui, durant trois mois, lui donna des soins dans son sanatorium. Après un traitement préparatoire de quelques jours, dont les bains généraux et les longues injections vaginales tièdes firent tous les frais, l'éminent gynécologue américain aurait fait de la dilatation brusque et mis en place le pessaire vagino-utérin qui porte son nom. Cet appareil, auquel j'ai déjà fait allusion, détermina par sa présence, de si violentes coliques, qu'il dût être enlevé le soir même.

Huit jours après, nouvelle tentative et application d'une tige bien moins volumineuse que la première, à laquelle la patiente s'habitua peu à peu. Les douleurs dysménorrhéiques et la dysurie s'amendèrent, sans cependant disparaître tout à fait. L'irrégularité dans les époques resta la même et l'état général ne présenta pas d'amélioration notable.

Au bout de six mois, le pessaire fut enlevé et le bénéfice obtenu, sembla, dans la suite, définitivement acquis.

En 1886, Mme A. vient à Bordeaux et demande conseil à un chirurgien qui l'envoie à Salies-de-Béarn. Les douleurs reviennent alors aussi sévères qu'avant l'intervention de Gaillard Thomas.

Au commencement de l'année 1890, elle se rend à Paris et prend l'avis d'un médecin des plus distingués et très au courant des choses de la gynécologie, qui porte le diagnostic d'antéflexion avec endométrite. Au dire de la malade, il se proposait d'avoir recours à une intervention, sur la nature de laquelle je n'ai pu être édifié, intervention qui fut ajournée, à cause de l'épidémie d'influenza qui, à cette époque, sévissait cruellement à Paris.

Dès son arrivée à Bordeaux, Mme A. vient me voir et comme mon confrère, je reconnais l'existence d'une antéflexion et d'une endométrite concomitante. Je propose le curage et la fixation à demeure d'une tige métallique dans la matrice. Le curage est repoussé, car Mme A. ne veut point entendre parler d'opération ; quant à l'application de la tige intra-utérine, elle s'y oppose avec d'autant plus d'énergie qu'elle sait, dit-elle, à quoi s'en tenir sur la valeur de ce moyen et qu'elle a trop souffert la première fois pour tenter de nouveau l'aventure.

Son entourage m'ayant donné l'assurance qu'un jour ou l'autre elle finirait par se rendre, je consentis, en attendant, à instituer un traitement qui ne pouvait d'ailleurs que lui être très profitable.

Je dilatai d'abord l'utérus à l'aide de laminaires iodoformées et cocaïnées, et je n'eus pas besoin d'insister pour lui faire apprécier la supériorité de la dilatation progressive sur la divulsion.

Après une cautérisation à la glycérine créosotée, je plaçai dans l'utérus un premier crayon d'iodoforme et au fond du vagin un tampon de gaze iodoformée. Ce pansement fut régulièrement fait tous les jours, pendant trois semaines. En même temps, fer, quinquina et hydrothérapie.

Sous l'influence de ce traitement, l'endométrite s'améliore d'une façon très manifeste et l'état général devient plus satisfaisant. En outre, les règles se montrent presque sans douleur, car elles ne nécessitent pas, comme les mois précédents, l'emploi de lavements laudanisés.

A ce moment, je conseillai une cure à Saint-Sauveur qui amena une sédation marquée du système nerveux.

Mais le bénéfice de la médication locale, générale et thermale se perdit peu à peu, et, au mois de décembre dernier, Mme A. était dans le même état qu'à son retour de Paris.

Je n'eus pas alors à plaider longuement pour l'amener à accepter enfin le curage et la tige intra-utérine ; les procédés de douceur de la chirurgie française l'avaient rendue moins craintive et plus confiante.

L'opération fut faite le 15 janvier dernier. Après 15 jours de repos au lit, Mme A. se levait et reprenait peu à peu le cours de ses obligations mondaines.

Depuis, les règles reviennent à date fixe et sans douleur ; la dysurie a disparu ; il n'existe pas le moindre écoulement leucorrhéique. L'état général se relève chaque jour. En somme, cette malade est actuellement débarrassée de tous les troubles qu'elle présentait, mais, la tige étant toujours en place, je ne sais encore ce que nous réserve l'avenir, après son ablation.

Cette observation, qui est la copie à peu près exacte de la précédente, me paraît cependant mettre plus particulièrement en relief la supériorité du procédé de contention auquel j'ai recours sur celui de Gaillard Thomas. Ma tige intra-utérine est, en effet, beaucoup mieux supportée et les résultats obtenus sont meilleurs à tous égards.

## OBSERVATION V (1)

*Antéflexion et endométrite concomittante. Ecouvillonnage et tige métallique intra-utérine ; guérison.*

Mme F. G., âgée de 25 ans, se présente le 3 février 1891, à la consultation externe de gynécologie de l'hôpital Saint-André, se plaignant de douleurs dans la région hypogastrique.

(1) Observation recueillie par M. le Dr Chaleix, ancien Chef de clinique obstétricale.

Cette femme, qui n'a jamais eu de maladies graves, a été réglée pour la première fois, à l'âge de 14 ans. L'instauration menstruelle n'a été signalée par aucun trouble notable. Menstruation abondante et régulière.

Depuis l'âge de 18 ans, leucorrhée qui, depuis, n'a pas cessé. En même temps, se manifestent des douleurs, dont le siège initial est à la région hypogastrique, juste au-dessus du pubis, et qui irradient vers les fosses iliaques et les flancs, surtout du côté gauche.

La malade s'est mariée, il y trois ans, et, depuis lors, la leucorrhée et les douleurs ont notablement augmenté. Les douleurs, en particulier, se montrent plus intenses et revêtent une forme paroxystique, pendant l'époque des règles ; à ce moment, elles irradient dans les lombes, le thorax et les membres supérieurs, jusqu'à l'extrémité des doigts. Elles sont généralement accrues par la station debout.

Constipation et migraines habituelles.

Gêne de l'urination non constante. Il y a deux mois, la malade n'a pu uriner qu'avec difficulté, pendant une dizaine de jours.

Jamais de grossesse.

Au palper, le corps de l'utérus porté directement en avant, est très accessible.

En combinant le palper et le toucher, on perçoit plus sensiblement encore le corps utérin incliné en avant, si bien que son fond touche à la paroi postérieure de la symphyse pubienne, que sa face postérieure est devenue supérieure et que sa face antérieure est devenue inférieure.

Les régions latéro-utérines droite et gauche sont libres ; les annexes paraissent indemnes de toute lésion.

Le col, lui aussi, est dirigé en avant et en haut contre la paroi antérieure du vagin. Lisse, conique et fermé, il paraît taillé en biseau, aux dépens de sa lèvre postérieure.

Un peu au-dessus de l'insertion vaginale du col, on sent un angle de flexion très aigu, ouvert en avant.

L'accolement de la lèvre antérieure à la paroi antérieure du vagin est tel, que le cul-de-sac antérieur est réduit à l'état de cavité virtuelle. Au contraire, la profondeur du cul-de-sac postérieur est notablement augmentée.

De cette antéflexion utérine considérable, résulte une véritable fausse route vaginale créée par la situation anormale de l'utérus et accentuée de plus en plus par les rapports conjugaux qui, selon toute probabilité, s'accomplissent dans le cul-de-sac postérieur.

Au spéculum, le col paraît sain, et présente la modification de forme déjà révélée par le toucher. L'hystérométrie est difficile ; le cathéter, quoique fortement courbé, ne peut pénétrer que dans une étendue de trois centimètres à peine.

Une tige de laminaire digitata, correspondant au n° 9 de la filière Charrière, préparée d'après la formule de M. Lefour, est introduite dans le canal cervical, mais ne peut pénétrer plus loin que ne l'a fait l'hystéromètre. La partie qui n'a pu entrer est enlevée d'un coup de ciseau. Le reste est maintenu au moyen d'un tampon de gaze iodoformée.

Le lendemain, 4 février, la tige n° 9 est remplacée par une tige n° 13 qui pénètre dans une étendue de 4 centim. Tampon de gaze iodoformée.

Le 6 février, une tige n° 13 préalablement courbée, est introduite tout entière par M. Lefour dans la cavité utérine, après abaissement du col à la vulve, à l'aide d'une pince fixatrice de Duplay.

Le 7 février, après l'ablation de cette dernière tige, notre maître abaisse de nouveau le col, lave la cavité utérine avec la liqueur de Van Swieten et la brosse avec un écouvillon chargé de glycérine créosotée; il introduit alors dans l'organe une tige d'aluminium qu'il fixe par le procédé qui lui est personnel.

Cette petite opération a été à peine douloureuse. La malade revient le lendemain; elle n'a pas souffert depuis la veille et ne se dit nullement incommodée. Après un lavage soigneux de la cavité vaginale à la liqueur de Van Swieten, on lui met un tampon de gaze iodoformée.

Le 13, la malade déclare se sentir beaucoup mieux; elle ne souffre plus des régions hypogastrique et lombaire. La douleur latéro-utérine gauche persiste, mais la gêne causée par la station debout a diminué. La leucorrhée est moindre. En somme, notable amélioration.

Le 17. Apparition des règles depuis la veille. L'écoulement est normal. La malade n'éprouve aucune des douleurs qu'elle éprouvait d'habitude au moment de ses règles.

Cette observation ne comporte pas d'autres enseignements que les précédentes, et si je la rapporte, c'est pour montrer, une fois de plus, la constance des résultats obtenus (1).

(1) J'ai tout récemment placé deux autres tiges : l'une pour une antéflexion, chez Mme F., avec succès complet; l'autre, pour une rétroflexion, chez Mme S., sans grand avantage. Les rétroflexions céderaient-elles plus difficilement à ce procédé de redressement, c'est ce que je vais essayer d'établir.                                R. L.

Clermont (Oise). — Imprimerie DAIX frères.

76

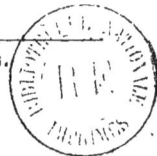

www.ingramcontent.com/pod-product-compliance
Lightning Source LLC
Chambersburg PA
CBHW050436210326
41520CB00019B/5949